Guía para una dieta
LOW CARB

IDEAS, PRÁCTICAS Y ESTRATEGIAS
PARA AUMENTAR LA ENERGÍA,
MEJORAR EL CONTROL DEL AZÚCAR EN SANGRE
Y PERDER PESO

RIKKE B. ESKILDSEN

TABLA DE CONTENIDO

PRÓLOGO

¿QUÉ PUEDES ESPERAR DE ESTE LIBRO?

El propósito de este libro es guiarte, como principiante, a través de los principios básicos y las prácticas de una dieta baja en carbohidratos (Low Carb). Mi objetivo es hacer que la transición a un estilo de vida Low Carb sea lo más sencilla y directa posible, proporcionándote las herramientas y los conocimientos necesarios para alcanzar tus metas de salud y pérdida de peso.

CONSEJOS SIMPLES Y PRÁCTICOS

Este libro no está pensado como un libro de cocina (aunque encontrarás sugerencias para un plan semanal de comidas con recetas al final del libro), sino como una guía práctica con estrategias y consejos fáciles para cambiar tu estilo de vida. Está diseñado para ser una guía útil que te ayude a comprender en qué consiste una dieta baja en carbohidratos y cómo puedes implementarla fácilmente en tu día a día. Analizo los diferentes alimentos que debes incluir y evitar, así como la forma de mantenerlo simple y práctico, para que tu camino hacia un estilo de vida más saludable sea lo más fluido posible.

Espero que con este libro descubras que perder peso realmente es posible sin dietas de hambre ni comidas aburridas.

Feliz lectura.

Un cordial saludo,
Rikke

INTRODUCCIÓN

Había probado casi todo

Quiero comenzar compartiendo mi propia historia y explicando cómo, después de muchos años, finalmente entendí la conexión entre nuestro nivel de azúcar en sangre y nuestro peso. Lo más importante es que quiero inspirarte a que tú también puedas comenzar y lograr el éxito en tu propio camino hacia la pérdida de peso con la ayuda de una dieta baja en carbohidratos (Low Carb). Cuando era niña, siempre fui activa y delgada, pero con el tiempo, los kilos empezaron a acumularse. Durante la escuela de negocios, había fiestas y novios, y, con el tiempo, me dejé llevar un poco demasiado por toda la diversión.

Más tarde, cuando conseguí un aprendizaje como diseñadora gráfica – un trabajo bastante sedentario – y conducía de ida y vuelta al trabajo todos los días, mi almuerzo a menudo lo compraba en la tienda de comestibles local. Algunos días, lo acompañaba con una bolsa de dulces como postre. Poco a poco, el número en la báscula empezó a aumentar, y comencé a buscar formas de perder peso.

AL PRINCIPIO FUE FÁCIL

Las primeras dietas fueron bastante buenas. Comía granos enteros y alimentos bajos en grasa, y rápidamente perdí algunos kilos... pero fue un éxito breve, y recuperé todo el peso... ¡Y más!

Después de eso, probé dietas de sopa, dietas de batidos, pastillas para adelgazar y clubes de pérdida de peso, junto con ejercicio adicional, pero nada funcionó. Me sentía cada vez más infeliz y como un gran fracaso. ¡Siempre estaba a dieta, siempre con hambre y cansada, y cada vez me sentía menos capaz de lograrlo!

Pensé que era mi culpa porque no podía tener éxito y siempre terminaba abandonando. Se volvió cada vez más vergonzoso no poder mantenerme firme.

LOS MÉDICOS SUECOS AYUDARON A SUS PACIENTES A PERDER PESO

Un día, hablé con mi madre, quien también ha luchado

contra el sobrepeso durante gran parte de su vida y, posteriormente, contra la diabetes tipo 2. Ella había oído que unos médicos suecos habían encontrado una manera de ayudar a las personas con diabetes y sobrepeso, ¡y habían tenido un gran éxito!

Comencé a leer mucho en internet, a ver muchos videos y a comprar y leer numerosos libros. La mayor parte de mi tiempo despierto la dedicaba a buscar nuevos conocimientos, y de repente las piezas comenzaron a encajar.

De pronto, entendí el círculo vicioso en el que había entrado, y todo empezó a tener sentido: por qué no podía tener éxito y, en cambio, seguía ganando peso.

FINALMENTE, EL PESO COMENZÓ A BAJAR

El hilo conductor de todo el nuevo conocimiento que había adquirido era que, si tienes sobrepeso, necesitas reducir el consumo de carbohidratos. Comencé a implementar los principios simples en mi dieta y pude sentir cómo empezaba a perder peso sin hambre ni dificultad.

Al mismo tiempo, observaba a mi madre desde la distancia, quien también comenzó a perder peso por primera vez en muchos años – y, aún mejor – pude ver cómo poco a poco reducía su medicación para la diabetes.

LA PÉRDIDA DE PESO NO SE TRATA SOLO DE CALORÍAS

He adquirido una mayor comprensión de cómo funciona el cuerpo y cómo se ve afectado por los alimentos que consumimos.

Ahora sé que la pérdida de peso no se trata "solo" de consumir menos calorías de las que quemas, ni de hacer mucho ejercicio y comer cereales integrales y alimentos bajos en grasa. Simplemente, eso no funciona para todos.

He aprendido cuál es la clave para perder peso mientras disfrutas de alimentos deliciosos y satisfactorios, y es esta experiencia y conocimiento lo que quiero compartir contigo, para que tú también puedas tener éxito en tu pérdida de peso.

Así que...

Si has seguido los consejos dietéticos comunes de comer menos y hacer más ejercicio sin éxito, no te rindas: tú también puedes deshacerte de esos kilos no deseados (sin otra dieta de hambre) y ganar más energía y alegría.

Capítulo 1

¿QUÉ ES LOW CARB?

Low Carb, o baja en carbohidratos, es una estrategia dietética que consiste en reducir el consumo de carbohidratos y aumentar la ingesta de proteínas y grasas saludables. Los carbohidratos son uno de los tres macronutrientes, junto con las proteínas y las grasas, que nuestro cuerpo utiliza como fuente de energía.

Cuando sigues una dieta Low Carb, limitar al mínimo la ingesta de carbohidratos ayuda a estabilizar los niveles de azúcar en sangre. Esto ocurre porque el cuerpo produce menos insulina − una hormona que regula el azúcar en sangre y fomenta el almacenamiento de grasa − debido a la reducción en el consumo de carbohidratos.

Una de las principales razones por las que las personas eligen una dieta Low Carb es su eficacia para perder peso. Cuando el cuerpo no recibe suficientes carbohidratos para quemar como energía, comienza a utilizar las reservas de grasa, lo que conduce a la pérdida de peso.

Además de la pérdida de peso, muchas personas que siguen una dieta Low Carb experimentan una variedad de beneficios para la salud, como niveles de energía más altos, mejor concentración mental y estabilización de los niveles de azúcar en sangre. También puede ayudar a reducir el riesgo de enfermedades crónicas como la diabetes tipo 2, enfermedades del corazón y ciertos tipos de cáncer (fuente: https://www.dietdoctor.com/low-carb/benefits).

Seguir una dieta Low Carb no tiene por qué ser complicado. Se trata de elegir los alimentos adecuados, como verduras, carne, pescado, huevos, frutos secos y grasas saludables, evitando el azúcar, los almidones y los alimentos procesados. Al enfocarte en alimentos integrales y naturales, puedes disfrutar de comidas deliciosas y satisfactorias que te ayuden a alcanzar tus metas de salud y pérdida de peso.

La alimentación Low Carb no se trata de privarte de alimentos sabrosos, sino de tomar mejores decisiones para tu salud y bienestar. Al comprender e implementar los principios de un estilo de vida Low Carb, puedes tomar el control de tu dieta y comenzar el camino hacia una vida más saludable y llena de energía.

Capítulo 2

¿EL AZÚCAR, EL VERDADERO VILLANO?

Quiero comenzar analizando el azúcar oculto en nuestros alimentos: qué ocurre cuando lo consumes y por qué puede dificultar la pérdida de peso.

 La mayoría de las personas ya saben que consumir demasiada azúcar no es saludable para el cuerpo... pero, ¿cuánto es exactamente "demasiada azúcar"?

Los adultos suelen tener el equivalente a aproximadamente 1 cucharadita de azúcar circulando en su sangre en todo momento. Si entra más azúcar en el torrente sanguíneo que esta cantidad, el cuerpo libera la hormona insulina, que actúa para "limpiar" y devolver los niveles de azúcar en sangre a la normalidad.

En resumen, la insulina se asegura de que el azúcar que consumimos sea transportado a nuestras células y músculos, para que podamos usarlo como energía ahora si es necesario, o almacenarlo para más adelante si llegan tiempos difíciles... esos tiempos difíciles rara vez llegan hoy en día, ya que muchos de nosotros tenemos acceso constante a alimentos.

El problema es que nuestras células y músculos tienen una capacidad limitada, y cuando están llenos, el hígado convierte el exceso de azúcar en grasa... y, a diferencia de nuestras células y músculos, nuestra "reserva de grasa" lamentablemente no tiene límites: ¡podemos almacenar toda la grasa posible!

Cuando consumimos grandes cantidades de carbohidratos de una sola vez, nuestro nivel de azúcar en sangre se

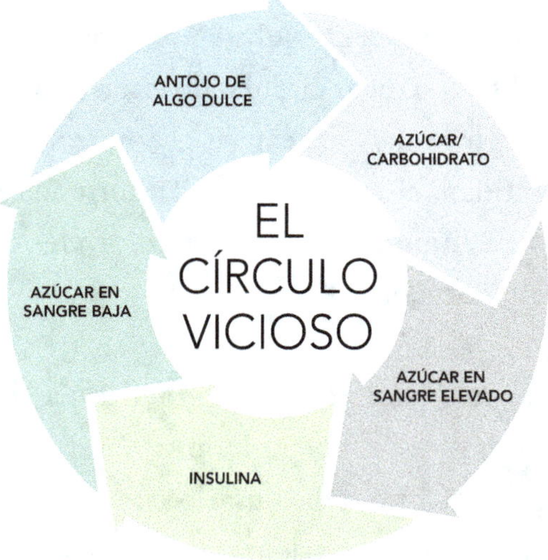

dispara rápidamente, y el páncreas produce una gran cantidad de insulina, lo que hace que el azúcar en sangre baje rápidamente nuevamente.

Cuando esto sucede, a menudo volvemos a sentir hambre rápidamente, iniciando un círculo vicioso... comemos con más frecuencia de lo necesario mientras la hormona insulina sigue activa.

Cuando llenamos nuestras reservas de carbohidratos, tenemos energía inmediata para un período de entre 12 y 24 horas. Esto significa que, si consumimos mucho azúcar y/o carbohidratos antes de vaciar nuestras reservas, el cuerpo debe almacenar el exceso de energía como grasa, ya que no puede ubicarla en ningún otro lugar.

Dado que la mayoría de las personas comen al menos tres veces al día, el cuerpo rara vez tiene la oportunidad de vaciar sus reservas de carbohidratos, y la insulina, por lo tanto, suele estar activa para "almacenar grasa"... y, en resumen, así es como ganamos peso.

Para quemar la grasa almacenada, necesitamos evitar tener demasiado azúcar en exceso en la sangre, de modo que la hormona insulina no esté constantemente ordenando al cuerpo almacenar ese azúcar como grasa.

Reducir el consumo de azúcar en forma de dulces, refrescos y pasteles es un buen comienzo, pero hay muchos otros alimentos que también afectan nuestro nivel de azúcar en sangre, y aquí analizaré algunos de ellos.

Alimentos como el pan, el arroz, las papas, la pasta, las papas fritas, el muesli, el jugo, etc., contienen muchos carbohidratos/almidón, y todos estos se descomponen en azúcares en nuestros intestinos. Estos azúcares son absorbidos por nuestra sangre, elevando nuestro nivel de azúcar en sangre... y esto es algo que debemos evitar para que la insulina no entre en acción y "almacene grasa".

En las siguientes páginas, encontrarás algunos ejemplos de cómo ciertos alimentos afectan nuestros niveles de azúcar en sangre... y recuerda que el cuerpo solo necesita 1 cucharadita de azúcar en la sangre en todo momento...

CÓMO ESTOS ALIMENTOS AFECTAN TU NIVEL DE AZÚCAR EN SANGRE

El Dr. David Unwin, un médico galardonado de Inglaterra, ha desarrollado estas tablas que ahora se utilizan para ayudar a personas con sobrepeso y diabetes.

Las siguientes tablas muestran cómo ciertos alimentos seleccionados afectan nuestro nivel de azúcar en sangre en comparación con consumir un número determinado de cucharaditas de azúcar (4 gramos cada una).

Fuente: www.phcuk.org/sugar

Tipo de alimento	Porción	Impacto en el azúcar en sangre (comparado con 1 cucharadita de azúcar de 4 g)
Plátano	120 gr.	5,9
Uvas (negras)	120 gr.	4,0
Manzana	120 gr.	2,2
Sandía	120 gr.	1,8
Nectarina	120 gr.	1,5
Fresas	120 gr.	1,4

Tipo de alimento	Porción	Impacto en el azúcar en sangre (comparado con 1 cucharadita de azúcar de 4 g)
Arroz basmati	150 gr.	10,1
Papas (hervidas)	150 gr.	9,1
Papas fritas	150 gr.	7,5
Espagueti (hervido)	180 gr.	6,6

Tipo de alimento	Porción	Impacto en el azúcar en sangre (comparado con 1 cucharadita de azúcar de 4 g)
Pan blanco	30 gr.	3,7
Pan integral	30 gr.	3,0
Pan de pita (integral)	30 gr.	2,9

Tipo de alimento	Porción	Impacto en el azúcar en sangre (comparado con 1 cucharadita de azúcar de 4 g)
Cornflakes	30 gr.	8,4
Coco Pops	30 gr.	7,3
Bran Flakes	30 gr.	4,8
Special K	30 gr.	4,0
Avena cocida	30 gr.	3,3

Tipo de alimento	Porción		Impacto en el azúcar en sangre (comparado con 1 cucharadita de azúcar de 4 g)
Jugo de manzana	2 dl.	**8,6**	
Maíz dulce (hervido)	80 gr.	**4,0**	
Brócoli	80 gr.	**0,2**	
Huevo	60 gr.	**0,0**	
Otros buenos alimentos que no afectan el azúcar en sangre podrían incluir, por ejemplo: Diferentes tipos de carne, pollo, pescados grasos, mantequilla, aceite, coles, champiñones, queso y almendras.			

Ejemplo de un desayuno "saludable" tradicional:

Tipo de alimento	Porción		Impacto en el azúcar en sangre (comparado con 1 cucharadita de azúcar de 4 g)
Bran Flakes	30 gr.	**3,7**	
Leche	1,25 dl.	**1,0**	
Pan integral	30 gr.	**3,0**	
Jugo de manzana	2 dl.	**8,6**	
Total para este desayuno: 16,3 cucharaditas			

El ejemplo anterior de un desayuno "saludable" tradicional impactaría tu nivel de azúcar en sangre de la misma manera que si consumieras 16.3 cucharaditas de azúcar.

Escanea el código QR para descargar tablas imprimibles.

EVITA ACTIVAR LA HORMONA INSULINA CON DEMASIADA FRECUENCIA SI QUIERES PERDER PESO

Como puedes ver, el azúcar se esconde en muchos lugares diferentes —y tal vez también en lugares que no habías considerado.

Por lo tanto, si deseas perder peso, es importante que no consumas más azúcar del que tu cuerpo necesita (aproximadamente 1 cucharadita en todo momento). Si lo haces, activas la hormona insulina, que asegura que el exceso de azúcar se convierta en grasa.

Cuanto más normal sea tu nivel de insulina, mayor será la posibilidad de deshacerte de tus reservas de grasa.

Espero que ahora tengas más curiosidad acerca de cuánto azúcar contienen realmente los alimentos que consumes... y también sobre el papel de la insulina en la pérdida de peso.

El nivel de insulina es la clave para determinar si ganamos o perdemos peso —y lamentablemente, muchas personas desconocen este detalle crucial. Quiero cambiar eso, para que la pérdida de peso sea una tarea más sencilla. Aquí es donde entra en juego la dieta Low Carb – así que, ¡arremanguémonos y empecemos!

Capítulo 3

¿QUÉ HAY EN TUS ALACENAS?

Si eres de los que guardan reservas de dulces y pasteles, y te resulta difícil resistirte a ellos, te recomiendo deshacerte de ellos o pedirle a alguien que los esconda por ti. Puede ser complicado mantener tus buenas intenciones si siempre tienes tentaciones al alcance.

Cuando decides cambiar a una dieta Low Carb, es importante empezar con una base sólida, y esa base comienza en tu cocina. Al asegurarte de que tus alacenas estén abastecidas con los alimentos adecuados, puedes facilitar la transición a un estilo de vida Low Carb. Comencemos echando un vistazo a lo que tienes en tus alacenas y cómo puedes optimizar tu cocina para el éxito.

LIMPIA TUS ARMARIOS

El primer paso hacia un estilo de vida Low Carb es limpiar tus alacenas. Saca todo y colócalo sobre la encimera de la cocina para poder ver lo que tienes. Revisa cada artículo y determina si encaja en una dieta Low Carb. Aquí tienes algunos elementos que deberías considerar eliminar:

AZÚCAR Y SUSTITUTOS DEL AZÚCAR

El azúcar es uno de los mayores responsables del alto consumo de carbohidratos y de los efectos negativos en la salud. Se encuentra en muchas formas, no solo en dulces y postres evidentes, sino también en muchos alimentos procesados. Aquí tienes algunas fuentes de azúcar que debes evitar:

- **Azúcar:** Azúcar blanco, azúcar moreno, azúcar de caña y otras formas de azúcar refinado.
- **Bebidas azucaradas:** Refrescos, bebidas deportivas, bebidas energéticas y productos de jugo azucarado.
- **Alimentos azucarados:** Pasteles, galletas, caramelos, helados y otros postres.
- **Azúcar oculto:** Muchos alimentos procesados como ketchup, aderezos para ensaladas, marinadas, embutidos y comidas preparadas pueden contener azúcares ocultos.

CEREALES Y ALMIDONES

Los cereales y los almidones son ricos en carbohidratos

y pueden causar grandes fluctuaciones en los niveles de azúcar en sangre. Al evitar o minimizar estos alimentos, puedes controlar mejor tu azúcar en sangre y promover la pérdida de peso deseada. Aquí tienes algunos ejemplos de alimentos basados en cereales y almidones que debes evitar:

- **Productos a base de trigo:** Pan, pasta, pasteles, galletas y otros productos horneados.
- **Arroz:** Arroz blanco, arroz integral y otros productos a base de arroz.
- **Papas:** Papas regulares, batatas, papas fritas y chips de papa.
- **Maíz:** Maíz, harina de maíz, almidón de maíz y palomitas de maíz.

ALIMENTOS PROCESADOS Y CARBOHIDRATOS OCULTOS

Los alimentos procesados suelen estar llenos de carbohidratos ocultos, grasas no saludables y aditivos que pueden ser perjudiciales para tu salud y para tus objetivos de pérdida de peso.

Estos alimentos suelen estar altamente procesados y pueden contener muchos ingredientes ocultos. Aquí tienes algunos alimentos procesados que debes evitar:

- **Snacks procesados:** Papas fritas, galletas saladas, barras de snacks y pasteles empaquetados.
- **Comidas preparadas:** Comidas congeladas, sopas enlatadas y platos listos para calentar, que a menudo contienen muchos aditivos y carbohidratos ocultos.
- **Salsas y aderezos azucarados:** Muchas salsas, aderezos para ensaladas y marinadas contienen azúcares ocultos y otros carbohidratos.

En la década de 1980, el miedo a las grasas naturales se apoderó de la sociedad, y los productos "light" aparecieron por todas partes. Cuando consumes menos grasa, tiendes a comer más carbohidratos para sentirte saciado. Fue entonces cuando se desencadenó la peor epidemia de obesidad y diabetes en la historia.

El impacto fue más fuerte en los Estados Unidos, la cuna de la "fobia a la grasa". Sin embargo, incluso en Escandinavia, la proporción de personas con sobrepeso ha aumentado drásticamente desde 1989. Hoy sabemos que el miedo a los alimentos reales con contenido normal de grasa fue un error.

DietDoctor
----

Capítulo 4

2 ESTRATEGIAS PARA PERDER PESO

Como ya habrás descubierto, muchos de los alimentos que creíamos tan saludables pueden no serlo tanto después de todo... al menos no en las cantidades que muchas personas consumen diariamente. Los carbohidratos son la parte de nuestra dieta que eleva el azúcar en sangre, lo que provoca un aumento de la hormona insulina y pone al cuerpo en "modo almacenamiento".

"¿Entonces, nunca más puedo comer carbohidratos?"

Por supuesto que sí, pero si deseas deshacerte de esos kilos de más, necesitas limitarlos durante un período de tiempo.

Dado que todos somos diferentes, te presentaré dos estrategias distintas que puedes probar si quieres reducir tu consumo de carbohidratos.

ESTRATEGIA #1: CUENTA TUS CARBOHIDRATOS

Si eres del tipo de persona que se siente cómoda pesando su comida y llevando un registro de su ingesta, por ejemplo, a través de una aplicación en tu teléfono, entonces sigue haciéndolo. En lugar de monitorear tus calorías, te recomiendo que te enfoques en tus carbohidratos.

Intenta apuntar a consumir entre 20 y 50 gramos de carbohidratos al día y no te preocupes por contar calorías; este es un buen punto de partida. Si logras acercarte a los 20 gramos de carbohidratos por día, obtendrás los mejores resultados.

ESTRATEGIA #2: MÁXIMO 5 GRAMOS DE CARBOHIDRATOS POR CADA 100 GRAMOS

Si no te entusiasma la idea de medir y pesar tus alimentos, puedes probar este método sencillo: elige alimentos que tengan un máximo de 5 gramos de carbohidratos por cada 100 gramos. Si eliges esta estrategia, automáticamente mantendrás tu ingesta de carbohidratos en un buen nivel sin necesidad de contar ni pesar tus alimentos. Ten cuidado con los alimentos procesados, que a menudo están llenos de azúcar y almidón añadidos, como las albóndigas preenvasados, los embutidos y las salchichas.

También debes tener en cuenta que frutas como manzanas, peras y plátanos contienen muchos carbohidratos. "Pero contienen mucha fibra y buenas vitaminas". ... Sí, es cierto, pero también cuentan en tu ingesta de carbohidratos. Estas frutas contienen mucha fructosa, que también eleva nuestros niveles de insulina, haciendo que nuestro cuerpo entre más fácilmente en "modo almacenamiento".

Si no puedes prescindir de la fruta, opta por un pequeño puñado de fresas, frambuesas, arándanos o moras, y disfrútalas con una buena porción de crema batida.

Para ambas estrategias, es esencial reducir (o evitar por completo) los alimentos ricos en carbohidratos y almidones, como:

- Azúcar, papas, arroz, pasta, pan y refresco

En su lugar, prioriza los siguientes alimentos:

- Proteínas (Carne de res, cerdo, pollo, pescado y huevos)
- Grasas (Mantequilla real, crema, aceite de oliva, aguacate y nueces)
- Verduras (Todo tipo de coles, judías, pepino, espárragos y apio)

Capítulo 5

LOS ALIMENTOS BUENOS

Para comenzar con buen pie, hay algunos alimentos que recomiendo tener siempre en casa. De esta manera, podrás preparar rápidamente una comida saludable y deliciosa... incluso cuando tengas prisa.

PROTEÍNAS: CARNES, PECES, HUEVOS Y FUENTES VEGETALES

La proteína es una parte esencial de una dieta Low Carb, ya que ayuda a construir y reparar tejidos, produce enzimas y hormonas, y es una importante fuente de energía. Aquí tienes algunas de las mejores fuentes de proteína:

- **Carnes:** Pollo, pavo, pato, res, ternera, cerdo, cordero y carne de caza son excelentes fuentes de proteína. No temas comer la grasa de la carne, el cuero crujiente del cerdo asado o la piel del pollo.

- **Pescados y mariscos:** El salmón, el atún, la caballa, el arenque y otros pescados grasos son ricos en proteínas y ácidos grasos omega-3, beneficiosos para el corazón. Los mariscos como camarones, cangrejo y mejillones también son buenas opciones.

- **Huevos:** Los huevos son una fuente versátil de proteínas que pueden usarse en el desayuno, el almuerzo y la cena. Están llenos de aminoácidos esenciales y nutrientes como las vitaminas B12 y D.

- **Fuentes vegetales:** Para quienes prefieren proteínas de origen vegetal, el tofu, el tempeh y el, adamame son buenas opciones. Estos alimentos contienen proteínas, además de fibra y otros nutrientes, aunque debes tener en cuenta que su contenido en carbohidratos puede acumularse rápidamente.

GRASAS: ACEITES SALUDABLES, AGUACATE, NUECES Y SEMILLAS

Las grasas saludables son cruciales en una dieta Low Carb, ya que proporcionan energía, apoyan el crecimiento celular y protegen los órganos. Elige grasas de alta calidad y productos lácteos enteros. Aquí tienes algunas de las mejores fuentes de grasas:

- **Aceites saludables:** El aceite de oliva, el aceite de coco y el aceite de aguacate son excelentes fuentes de grasas saludables. Úsalos para cocinar, como aderezo para ensaladas o como topping.
- **Aguacate:** El aguacate es una fuente fantástica de grasas monoinsaturadas, beneficiosas para el corazón. Puedes añadirlo a ensaladas, batidos o disfrutarlo como un snack con un poco de sal y pimienta.
- **Aceitunas:** Las aceitunas son bajas en carbohidratos

y ricas en grasas saludables. Son ideales como snack o como complemento para tus platos.

- **Productos lácteos:** Crema (38%), crema agria (38%), yogur griego (10%) y quesos enteros.

- **Nueces:** Las almendras, nueces, pacanas y nueces de macadamia son bajas en carbohidratos y ricas en grasas saludables y proteínas. Son perfectas como snack o para añadir textura y sabor a tus platos.

- **Semillas:** Las semillas de chía, linaza, girasol y calabaza son ricas en ácidos grasos, omega-3, fibra y proteínas. Puedes espolvorearlas en ensaladas, yogur o mezclarlas en batidos.

VERDURAS: LAS MEJORES OPCIONES PARA UNA DIETA LOW CARB

Las verduras sin almidón son la base de una dieta Low Carb. Son ricas en vitaminas, minerales y fibra, pero bajas en carbohidratos. Elige principalmente las verduras que crecen por encima del suelo. Aquí tienes algunas de las mejores opciones:

- **Hojas verdes:** Espinacas, kale, rúcula y lechuga son bajas en carbohidratos y altas en nutrientes. Se pueden usar en ensaladas, batidos o como base para diversos platos.

- **Coles:** Brócoli, coliflor, repollo y coles de Bruselas son excelentes opciones. Pueden cocinarse al vapor, asarse o saltearse, y también usarse como sustitutos de papas, arroz o pasta.

- **Verduras bajas en carbohidratos:** Calabacín, berenjena, pimientos (los verdes son los más bajos en carbohidratos), pepinos y apio son versátiles y pueden incluirse en una gran variedad de platos.
- **Champiñones:** Los champiñones también son bajos en carbohidratos y pueden aportar un delicioso sabor umami a muchos platos.

FRUTAS: ¿CUÁLES ESTÁN PERMITIDAS Y EN QUÉ CANTIDADES?

Aunque las frutas suelen contener más azúcar y carbohidratos que las verduras, todavía hay algunas opciones bajas en carbohidratos que puedes disfrutar con moderación:

- **Bayas:** Fresas, arándanos, frambuesas y moras son bajas en azúcar y están llenas de antioxidantes y fibra. Un pequeño puñado de bayas puede ser un excelente complemento para el yogur o una ensalada.

Al incluir los alimentos mencionados en tu dieta Low Carb, puedes asegurarte de obtener una amplia gama de nutrientes mientras mantienes tu consumo de carbohidratos bajo. Esto te ayudará a alcanzar tus objetivos de salud y pérdida de peso, mientras disfrutas de comidas deliciosas y satisfactorias.

Capítulo 6

SNACKS Y MINI-COMIDAS

Los snacks y las mini-comidas no son una necesidad, ya que a menudo te sentirás satisfecho entre tus comidas principales. Sin embargo, si surge la necesidad, se trata de elegir alimentos que te mantengan lleno y satisfecho, al mismo tiempo que apoyan tus objetivos dietéticos. Aquí tienes algunas sugerencias para snacks Low Carb rápidos y fáciles, ideas para mini-comidas y consejos para manejar los antojos de azúcar.

SNACKS LOW CARB RÁPIDOS Y FÁCILES

Si el hambre aparece entre comidas, es importante tener algunos snacks Low Carb fáciles y saludables, listos. Estos snacks deben ser nutritivos y fáciles de preparar. Aquí tienes algunas sugerencias:

- **Queso y nueces:** Una combinación de queso y nueces proporciona un buen equilibrio de proteínas y grasas saludables. Prueba comer queso cheddar con almendras o nueces.

- **Aguacate con lima y sal:** Corta un aguacate a la mitad, retira el hueso, y rocía con jugo de lima fresco y una pizca de sal. Es un snack nutritivo y saciante.

- **Huevos cocidos:** Los huevos cocidos son perfectos como snack rápido. Están llenos de proteínas y grasas saludables que te mantendrán lleno por más tiempo.

- **Palitos de verduras con dip:** Corta verduras como apio, pepino, pimientos o zanahorias en palitos y acompáñalos con un dip Low Carb como guacamole, queso crema mezclado con hierbas/especias o hummus de coliflor.

- **Aceitunas:** Un puñado de aceitunas es un snack fácil, bajo en carbohidratos y rico en grasas saludables.

IDEAS PARA MINI-COMIDAS

Las mini-comidas a veces son necesarias para mantener tus niveles de energía y controlar el hambre entre comidas principales. Aquí tienes algunas ideas fáciles de preparar y llevar:

- **Yogur griego con bayas y nueces:** Una porción de yogur griego entero, acompañado de un puñado de bayas y nueces picadas, proporciona una mini-comida equilibrada con proteínas, grasas y fibra.

- **Ensalada de atún en hojas de lechuga:** Mezcla atún con mayonesa, vegetales picados y especias, y sirve en hojas de lechuga crujiente para una mini-comida ligera y sabrosa.

- **Wraps de ensalada de pollo:** Usa hojas de lechuga como wraps y rellénalas con ensalada de pollo hecha con pollo cocido, mayonesa, apio y especias.

- **Muffins de huevo:** Prepara muffins de huevo con verduras, queso y jamón, y guárdalos en el refrigerador para un snack o mini-comida fácil.

- **Mezcla de nueces y semillas:** Haz tu propia mezcla con almendras, nueces, semillas de girasol y semillas de calabaza.

CÓMO MANEJAR LOS ANTOJOS DE AZÚCAR

Los antojos de azúcar pueden ser un desafío, especialmente al inicio de tu viaje Low Carb. Afortunadamente, existen varias estrategias que puedes usar para manejarlos:

- **Elige edulcorantes Low Carb:** Usa edulcorantes naturales como stevia, eritritol o fruta del monje para satisfacer tu gusto por lo dulce sin aumentar tu consumo de carbohidratos. Prueba estos edulcorantes en postres Low Carb o bebidas.

- **Come comidas regulares:** Mantén un horario regular de comidas y mini-comidas para evitar largos períodos de hambre que puedan provocar antojos.

- **Bebe agua:** A veces, la sed puede confundirse con hambre. Asegúrate de beber suficiente agua durante el día – aproximadamente 2.5 litros al día.

- **Alternativas saludables:** Cuando tengas antojo de algo dulce, elige alternativas saludables como un puñado de bayas con crema batida, un trozo de chocolate oscuro (al menos 70% cacao) o un postre Low Carb.

- **Distracción:** Encuentra formas de distraerte cuando tengas antojos de azúcar. Sal a caminar, lee un libro o llama a un amigo.

Teniendo estos snacks y mini-comidas listos, así como estrategias para manejar los antojos de azúcar, será más fácil mantener tu dieta Low Carb y, por lo tanto, alcanzar tus objetivos de salud y pérdida de peso.

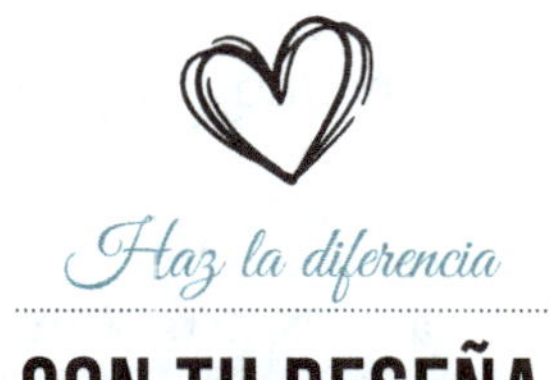

CON TU RESEÑA

Cada camino hacia una mejor salud es único, al igual que tu experiencia con mi "Guía para una dieta LOW CARB".

Si has comenzado con esta guía y explorado los fundamentos de un estilo de vida Low Carb, ahora tienes conocimientos valiosos que pueden ayudar a otros a alcanzar sus objetivos de pérdida de peso, estabilizar su azúcar en sangre y aumentar sus niveles de energía.

Muchas personas están en la misma situación en la que tú estuviste alguna vez: deseosas de mejorar su salud, pero inseguras sobre cómo empezar. Mi objetivo con la "Guía para Principiantes del Estilo de Vida Low Carb" es claro: hacer que la transición a un estilo de vida Low Carb sea lo más accesible y efectiva posible para todos.

Aquí es donde tu voz se vuelve esencial. Mientras que muchos consideran un libro por su título o portada, aún más confían en las reseñas para tomar sus decisiones.

Por eso, para quienes buscan alcanzar sus objetivos de salud, manejar su peso y sentirse más llenos de energía, te pregunto:

¿Podrías tomarte un momento para compartir tu reseña?

Tu reseña, que toma solo un minuto, podría...
- ayudar a alguien a encontrar un camino simple y efectivo hacia la pérdida de peso.
- inspirar a otro lector a adoptar una forma de comer más saludable.
- guiar a alguien a lograr niveles de azúcar en sangre más estables y más energía.
- asistir a otros a superar los desafíos de comenzar una nueva dieta.
- motivar a alguien a hacer cambios positivos para su bienestar.

¿Listo para marcar la diferencia?

Para hacerlo, simplemente encuentra el libro en el sitio web de Amazon escaneando este código QR y localiza la sección para dejar una reseña. Elige una calificación con estrellas y escribe un par de frases.

Con un sincero agradecimiento.
Rikke B. Eskildsen

P.D. Si crees que esta guía podría ayudar a otros en su camino hacia la salud, compártela con ellos. ¡Te lo agradecerán, y podrías inspirarlos a realizar cambios positivos también!

Capítulo 7

MANTÉNLO SIMPLE

Come hasta sentirte satisfecho con carne, verduras y grasas… come cuando tengas hambre y detente cuando estés lleno. Perder peso no tiene por qué ser complicado, y no necesitas pastillas, polvos ni ingredientes extraños.

Evita los alimentos que vienen en cajas coloridas y están etiquetados como "un producto saludable"… porque, a menudo, no son tan saludables como los productores quieren que creas. Como se mencionó anteriormente, una buena regla general es que los alimentos deben contener un máximo de 5 gramos de carbohidratos por cada 100 gramos para evitar afectar demasiado nuestro nivel de azúcar en sangre.

Planificando comidas simples, utilizando consejos para platos rápidos y fáciles, y preparando comida en porciones grandes (cocina por lotes), puedes hacer que el estilo de vida Low Carb sea más sencillo y menos demandante. Aquí tienes algunos consejos prácticos para mantenerlo simple.

CÓMO PLANIFICAR COMIDAS SIMPLES

Planificar tus comidas con antelación es clave para mantenerlo simple y evitar el estrés en la vida diaria. Aquí tienes algunos pasos para ayudarte a planificar comidas Low Carb simples y nutritivas:

- **Haz un plan semanal:** Comienza planificando tus comidas para una semana. Escribe lo que comerás en el desayuno, almuerzo y cena cada día. Incluye cualquier snack o mini-comida.

- **Elige recetas simples:** Limítate a recetas con pocos ingredientes y métodos de preparación sencillos. Cuantos menos ingredientes y pasos, más fácil será preparar la comida.

- **Usa los mismos ingredientes para varios días:** Planifica comidas que utilicen los mismos ingredientes de diferentes maneras. Por ejemplo, el pollo, el brócoli y el aguacate pueden usarse en una ensalada un día y en un salteado al día siguiente.

- **Prepara ingredientes con antelación:** Lava, corta y almacena las verduras por adelantado para que estén listas para usar. Esto ahorra tiempo y facilita la preparación rápida de las comidas.

CONSEJOS PARA PLATOS RÁPIDOS Y FÁCILES

Aunque puede ser tentador preparar platos complicados,

las comidas simples suelen ser la mejor estrategia a largo plazo. Aquí tienes algunas ideas:

- **Comidas en una sola sartén:** Los platos que se preparan en una sola sartén u olla ahorran tiempo en la cocina y al lavar. Prueba pollo al horno con verduras o un salteado rápido de carne con brócoli.
- **Ensaladas:** Las ensaladas son versátiles y rápidas de preparar. Usa una base de hojas verdes y añade proteínas como pollo, atún o huevos cocidos. Agrega grasas saludables como aguacate y nueces.
- **Platos al horno:** Usa el horno para preparar grandes porciones de carne y verduras de una sola vez. Prueba salmón al horno con espárragos o pechugas de pollo con brócoli y coliflor.
- **Platos con huevo:** Los huevos son una fuente fantástica y rápida de proteínas. Prepara una tortilla simple con espinacas y queso, o prueba huevos revueltos con aguacate y salsa.

PREPARACIÓN Y COCINA POR LOTES

La preparación y la cocina por lotes pueden ahorrarte tiempo y asegurarte de que siempre tengas comidas Low Carb saludables listas para comer. Aquí tienes algunos consejos para comenzar:

- **Planifica tus días de cocina por lotes:** Elige un día a la semana para dedicar unas horas a cocinar en grandes cantidades. Podría ser el domingo u otro día que te convenga.
- **Prepara grandes porciones:** Cocina grandes cantidades de alimentos básicos como carne, verduras y grasas saludables. Divídelos en porciones más pequeñas y guárdalos en el refrigerador o congelador.
- **Usa recipientes herméticos:** Guarda tus comidas preparadas en recipientes herméticos para mantenerlas frescas. Etiquétalos con la fecha y el contenido para una mejor organización.
- **Prepara el desayuno con antelación:** Haz desayunos en porciones fáciles de llevar. Prueba pudín de chía, avena nocturna (hecha con ingredientes Low Carb) o muffins de huevo.
- **Congela extras:** Congela porciones adicionales de sopas, guisos y platos al horno. Esto facilita tener comidas saludables listas cuando estés ocupado o no tengas ganas de cocinar.

Manteniendo tus comidas simples, utilizando recetas rápidas y fáciles, y preparando comida en grandes cantidades con la cocina por lotes, puedes simplificar tu rutina diaria y asegurarte de que siempre tengas comidas Low Carb saludables listas para disfrutar.

Capítulo 8

ADAPTA TUS PLATOS FAVORITOS

Una de las mejores maneras de facilitar la transición a un estilo de vida Low Carb es comenzar con tus platos favoritos y adaptarlos para que se ajusten a tus nuevos objetivos dietéticos. Al preparar versiones Low Carb de platos clásicos, favoritos familiares y comidas festivas, puedes seguir disfrutando de los sabores y comidas que amas, mientras priorizas tu nueva rutina alimentaria. Aquí tienes algunos consejos para adaptar diferentes tipos de comidas a versiones Low Carb.

PLATOS CLÁSICOS EN VERSIÓN LOW CARB

Muchos platos clásicos pueden adaptarse fácilmente a versiones Low Carb, sustituyendo ingredientes ricos en carbohidratos por alternativas con menos carbohidratos. Aquí tienes algunos ejemplos:

Espagueti a la boloñesa: Sustituye el espagueti por fideos de calabacín (zoodles) o espagueti de calabaza. Prepara tu salsa boloñesa como de costumbre con carne, tomate y especias.

Pizza: Haz una base de pizza Low Carb con coliflor, harina de almendra, o utiliza una base Low Carb ya preparada.

Añade salsa de tomate, queso y tus ingredientes favoritos.

Lasaña: Usa rodajas de berenjena o calabacín en lugar de las láminas de lasaña, o utiliza finas rebanadas de pechuga de pavo. Alterna capas de salsa de carne, ricota y mozzarella para una lasaña Low Carb deliciosa.

Arroz frito: Sustituye el arroz por coliflor finamente picada para hacer una versión Low Carb del arroz frito. Agrega verduras, huevos y proteínas como pollo o camarones.

FAVORITOS FAMILIARES

Los platos favoritos de la familia a menudo pueden adaptarse con pequeños ajustes. Aquí tienes algunas ideas:

Tacos: Usa hojas de lechuga o tortillas Low Carb en lugar de tortillas tradicionales. Rellena con carne sazonada, aguacate, queso, salsa y crema agria.

Hamburguesas: Sirve las hamburguesas sin pan o utiliza hojas grandes de lechuga como envoltura. Agrega todos tus toppings favoritos, como queso, tocino, aguacate y pepinillos sin azúcar.

Pastel de carne: Prepara el relleno como de costumbre con carne molida y verduras, pero sustituye el puré de papas por puré de coliflor.

Nuggets de pollo: Haz nuggets de pollo cubriendo trozos de pollo con harina de almendra o chicharrones triturados en lugar de pan rallado. Hornea o fríe hasta que estén dorados y crujientes.

COMIDAS FESTIVAS Y OCASIONES ESPECIALES

Incluso siguiendo una dieta Low Carb, puedes disfrutar de deliciosas comidas festivas y celebraciones especiales con algunos ajustes simples. Aquí tienes algunas sugerencias:

Cena de Acción de Gracias o Navidad: Sirve pavo o jamón acompañado de guarniciones Low Carb como judías verdes, puré de coliflor y una ensalada verde fresca. Sustituye los postres azucarados por versiones Low Carb, como pastel de calabaza hecho con harina de almendra y eritritol.

Parrilladas: Asa carnes como bistecs, pollo o pescado, y acompaña con verduras a la parrilla, una ensalada fresca y dips Low Carb como guacamole o tzatziki.

Cumpleaños: Hornea un pastel de cumpleaños Low Carb utilizando harina de almendra o coco y edulcorantes como stevia o eritritol. Decora con crema batida y bayas para un postre festivo y delicioso.

Al transformar tus platos favoritos en versiones Low Carb, puedes seguir disfrutando de los sabores y comidas que amas mientras te mantienes fiel a tus nuevos objetivos dietéticos. La clave es ser creativo y encontrar sustituciones que se alineen con tu nuevo estilo de vida, asegurándote de no sacrificar el sabor ni el disfrute.

Capítulo 9

COMER FUERA EN UNA DIETA LOW CARB

Uno de los desafíos que muchas personas enfrentan al seguir una dieta Low Carb es comer en restaurantes. Afortunadamente, es posible disfrutar de comidas fuera sin comprometer tus nuevos hábitos alimenticios.

Aquí tienes algunos consejos y estrategias para navegar por los menús y hacer elecciones Low Carb al comer fuera.

LA PREPARACIÓN ES CLAVE

Antes de salir a comer, es útil prepararte un poco:

- **Revisa el menú con antelación:** Muchos restaurantes tienen sus menús disponibles en línea. Consulta con anticipación para ver cuáles platos se ajustan mejor a una dieta Low Carb.
- **Planifica tus elecciones:** Decide de antemano qué platos o ingredientes evitarás y cuáles puedes elegir en su lugar.

CONSEJOS PARA COMER FUERA

Cuando estés en el restaurante, utiliza estas estrategias para mantener tu comida Low Carb:

Pida modificaciones: La mayoría de los restaurantes están dispuestos a adaptarse a necesidades dietéticas especiales. Pregunta si puedes sustituir papas fritas por verduras o pan por una ensalada.

Enfócate en proteínas y verduras: Elige platos que consistan principalmente en proteínas como carne, pescado o huevos, y pide verduras adicionales como guarnición.

Evita salsas y aderezos azucarados: Pide que las salsas y aderezos se sirvan aparte para controlar la cantidad. Opta por aceite de oliva y vinagre como un aderezo "seguro."

Cuidado con los carbohidratos ocultos: Ten precaución con sopas y guisos, ya que a menudo contienen harina o azúcar como espesantes.

Pedir cambios en el menú puede resultar intimidante al principio, pero después de hacerlo unas cuantas veces, se vuelve más fácil. También es una gran sensación mantenerte fiel a tu plan y sentir la energía fantástica que aporta una comida bien elegida, a diferencia de otros que pueden necesitar una siesta después de comer.

EJEMPLOS DE OPCIONES LOW CARB

Aquí tienes ejemplos específicos de cómo elegir comidas Low Carb en diferentes tipos de restaurantes:

- **Parrilla:** Elige un filete o pollo a la parrilla con verduras al vapor o una ensalada. Evita el puré de papas y el pan.
- **Restaurante italiano:** Pide un plato de carne o pescado a la parrilla y solicita verduras extras en lugar de pasta. Una ensalada Caprese con tomates, mozzarella y albahaca también es una buena opción.
- **Restaurante mexicano:** Opta por una ensalada fajita sin tortillas o un tazón de burrito con carne, queso, guacamole y verduras. Evita el arroz y los frijoles.
- **Restaurante asiático:** Elige platos como pescado, pollo o carne a la parrilla con verduras. Pide que los sirvan sin salsas azucaradas y con verduras adicionales en lugar de arroz o fideos.
- **Comida rápida:** Muchas cadenas de comida rápida ahora ofrecen opciones Low Carb. Elige una hamburguesa sin pan, una ensalada con pollo a la parrilla o un wrap sin tortilla.

BEBIDAS

Sé consciente de tus elecciones de bebidas cuando comas fuera:

- **Agua:** El agua, con o sin gas, siempre es una opción segura.

- **Té o café sin azúcar:** Estas bebidas también son buenas opciones, pero evita el azúcar y las cremas dulces.

- **Alcohol Low Carb:** Si decides beber alcohol, opta por vinos secos, champán o licores como ginebra, vodka o whisky.

DISFRUTA DE LA COMIDA

Comer fuera también se trata de disfrutar la experiencia. Planificando con anticipación y siendo consciente de tus elecciones, puedes seguir disfrutando de reuniones sociales y deliciosas comidas sin desviarte de tu dieta Low Carb.

Recuerda, se trata de equilibrio, y un pequeño capricho ocasional no arruinará tu progreso siempre que regreses rápidamente a tus hábitos saludables.

Capítulo 10

DESAFÍOS AL REDUCIR EL CONSUMO DE CARBOHIDRATOS

Cuando haces la transición a una dieta Low Carb, tu cuerpo puede pasar por un período de adaptación mientras se ajusta a una nueva forma de obtener energía. Esto puede generar algunos desafíos temporales que es importante tener en cuenta. Al comprender estos desafíos y cómo manejarlos, puedes hacer que la transición sea más suave y agradable.

PROBLEMAS DE TRANSICIÓN: "GRIPE LOW CARB"

Un desafío común al reducir los carbohidratos es lo que a menudo se llama "gripe Low Carb" o "gripe Keto". No es una gripe real, sino un conjunto de síntomas que muchas personas experimentan durante los primeros días o semanas de su dieta Low Carb.

Estos síntomas ocurren porque el cuerpo está cambiando de usar carbohidratos como su fuente principal de energía a quemar grasa. Entre los síntomas más comunes se encuentran:

- **Dolor de cabeza**
- **Fatiga**
- **Mareos**
- **Irritabilidad**
- **Calambres musculares leves**
- **Náuseas**

Estos síntomas son temporales y generalmente desaparecen en una o dos semanas, cuando el cuerpo se vuelve más eficiente en la quema de grasa como fuente de energía.

BALANCE DE LÍQUIDOS, ELECTROLITOS Y SAL

Otro factor importante a considerar es que, al reducir la ingesta de carbohidratos, los riñones eliminan más líquidos y sal. Esto puede causar deshidratación y un desequilibrio de electrolitos (por ejemplo, sodio, potasio y magnesio), lo que puede agravar los síntomas de la gripe Low Carb.

Cuando reducimos los carbohidratos, el nivel de insulina en el cuerpo disminuye. Los niveles más bajos de insulina hacen que los riñones excreten más sodio, lo que puede causar un desequilibrio de sodio. Esto puede resultar en síntomas como dolor de cabeza, mareos y fatiga.

Si los niveles de sodio bajan, el potasio también puede disminuir, ya que estos electrolitos suelen estar relacionados. El potasio es importante para la función muscular y el ritmo cardíaco, y una deficiencia puede causar calambres musculares y debilidad.

Además, muchas personas no obtienen suficiente magnesio en su dieta, y en una dieta Low Carb esta deficiencia puede volverse más pronunciada. El magnesio es necesario para muchas reacciones bioquímicas en el cuerpo, y una deficiencia puede causar calambres musculares, fatiga e irritabilidad.

Consejos para manejar estos desafíos:

- **Aumenta tu ingesta de agua:** Asegúrate de beber suficiente agua para mantenerte hidratado y compensar la pérdida de líquidos.
- **Alimentos ricos en potasio:** Incluye alimentos ricos en potasio como aguacate, espinacas y nueces en tu dieta.
- **Suplementos de magnesio:** Considera tomar un suplemento de magnesio, especialmente si experimentas calambres musculares o fatiga. También puedes obtener magnesio de vegetales de hoja verde, nueces y semillas.
- **Aumenta tu ingesta de sal:** Agrega sal adicional a tus comidas o toma un caldo. Esto puede ayudar a

restablecer el equilibrio de electrolitos y reducir síntomas como dolores de cabeza y mareos.

Recordar que consumir más sal es tan importante como mantener bajos los carbohidratos. Cuando cocinamos nuestra comida nosotros mismos, ya no obtenemos las grandes cantidades de sal que contienen los alimentos procesados.

- **Electrolitos:** Considera tomar suplementos de electrolitos que contengan sodio, potasio y magnesio para mantener un equilibrio saludable. Asegúrate de que tengan bajo contenido de carbohidratos y, de preferencia, estén endulzados con stevia.

ENERGÍA Y FATIGA

Inicialmente, también puedes experimentar una sensación de baja energía y fatiga. Esto ocurre porque tu cuerpo aún no es eficiente en la quema de grasa como combustible. Aquí tienes algunas formas de abordar esto:

- **Come suficiente grasa:** Asegúrate de incluir grasas saludables en tu dieta, ya que son una fuente de energía importante en una dieta Low Carb.
- **Come con regularidad:** Evita largos períodos sin comer, especialmente al principio. Come comidas pequeñas y snacks regularmente para mantener tus niveles de energía estables.

- **Ejercicio:** Si estás acostumbrado a hacer ejercicio regularmente, podrías notar que no tienes la misma energía al principio. No te preocupes, la energía volverá a medida que tu cuerpo se acostumbre a usar la nueva fuente de energía.
- **Sé paciente:** Recuerda que estos síntomas son temporales. Tu cuerpo se adaptará gradualmente y comenzará a quemar grasa de manera más eficiente, lo que resultará en niveles de energía más estables.

ADAPTACIÓN A LARGO PLAZO

Una vez que tu cuerpo se haya adaptado a la nueva dieta, probablemente experimentarás un aumento en la energía, niveles estables de azúcar en sangre y una mayor claridad mental. Para muchas personas, estos beneficios justifican el período de adaptación a corto plazo.

Si experimentas síntomas persistentes o severos, es importante consultar a un médico o a un nutricionista para asegurarte de que tu dieta Low Carb esté equilibrada y sea adecuada para tus necesidades individuales.

Estando al tanto de estos desafíos y tomando medidas para manejarlos, puedes hacer que la transición a un estilo de vida Low Carb sea más fácil y exitosa.

Capítulo 11

AYUDA Y ORIENTACIÓN

Al comenzar un viaje Low Carb, pueden surgir muchas preguntas y dudas. Es importante contar con información confiable y apoyo para asegurarte de aprovechar al máximo tu nuevo estilo de vida. En esta sección abordaré algunas de las preguntas más comunes, aclararé mitos y conceptos erróneos sobre la dieta Low Carb y te daré consejos para mantenerte motivado.

PREGUNTAS FRECUENTES

¿Qué es una dieta Low Carb?

Una dieta Low Carb consiste en reducir la ingesta de carbohidratos y reemplazarlos con proteínas y grasas saludables. Esto ayuda a estabilizar los niveles de azúcar en sangre y promueve la pérdida de peso.

¿Cuántos carbohidratos debo consumir al día?

Esto varía de persona a persona, pero muchas dietas Low Carb recomiendan mantenerse por debajo de los 50 gramos de carbohidratos netos al día. Las versiones más restrictivas, como la dieta cetogénica, pueden requerir menos de 20 gramos.

¿Es seguro consumir pocos carbohidratos?

Para la mayoría de las personas, una dieta Low Carb es segura y puede tener muchos beneficios para la salud. Sin embargo, es importante consultar a un médico, especialmente si tienes condiciones médicas existentes. Por ejemplo, si tomas medicamentos para la diabetes que reducen el azúcar en sangre, es crucial ajustar la medicación con la ayuda de tu médico debido a la menor ingesta de carbohidratos. Ten especial cuidado si tomas insulina, ya que podrías correr el riesgo de hipoglucemia al combinarla con una dieta Low Carb.

¿Sentiré fatiga o malestar al principio?

Algunas personas experimentan fatiga y otros síntomas al principio, conocidos como "gripe Low Carb". Esto se debe a la adaptación del cuerpo a una ingesta menor de carbohidratos, y los síntomas generalmente desaparecen después de unos días.

MITOS Y CONCEPTOS ERRÓNEOS SOBRE LOW CARB

Mito: Low Carb significa no consumir carbohidratos en absoluto

Verdad: Una dieta Low Carb reduce, pero no necesariamente, elimina los carbohidratos. El enfoque está en elegir carbohidratos provenientes de verduras no feculentas y bayas.

Mito: La dieta Low Carb no es equilibrada

Verdad: Una dieta Low Carb bien planificada incluye una variedad de alimentos que proporcionan todos los nutrientes necesarios. Se trata de elegir alimentos de calidad, como verduras, grasas saludables y proteínas.

Mito: No puedes obtener suficiente fibra en una dieta Low Carb

Verdad: Muchas verduras no feculentas son ricas en fibra y bajas en carbohidratos, lo que permite obtener la cantidad suficiente de fibra.

Mito: Las dietas Low Carb son solo para bajar de peso

Verdad: Además de la pérdida de peso, las dietas Low Carb pueden ayudar a mejorar los niveles de azúcar en sangre, aumentar la energía y apoyar la salud general.

CONSEJOS PARA MANTENER LA MOTIVACIÓN

Aquí tienes algunos consejos para mantenerte motivado:

- **Establece metas realistas:** Comienza con metas pequeñas y alcanzables, y celebra tus logros. Esto te ayudará a mantenerte motivado y hará que el proceso sea menos abrumador.

- **Mantente informado:** Lee libros, artículos y estudios sobre las dietas Low Carb para comprender los beneficios para la salud y cómo seguir mejor la dieta.

- **Busca apoyo:** Únete a comunidades en línea o grupos locales con personas que sigan un estilo de vida Low Carb. Compartir experiencias y recibir apoyo puede ser invaluable.

- **Planifica tus comidas:** Planifica tus comidas y snacks con anticipación para evitar tentaciones y asegurarte de tener siempre opciones saludables disponibles.

- **Experimenta con recetas:** Prueba nuevas recetas e ingredientes para mantener tus comidas interesantes y variadas. Esto puede ayudarte a evitar el aburrimiento y mantenerte comprometido con tu dieta.

- **Sé paciente:** La pérdida de peso y las mejoras en la salud llevan tiempo. Sé paciente contigo mismo y recuerda que la persistencia es clave para lograr resultados a largo plazo.

Recuerda que cada viaje es único, y lo más importante es encontrar un equilibrio que funcione para ti.

Capítulo 12

RECETAS PARA INSPIRARTE

Contar con una variedad de recetas sabrosas y fáciles puede hacer que seguir una dieta Low Carb sea mucho más sencillo. En las próximas páginas he reunido inspiración para ti y he creado un plan de comidas para 1 semana con sugerencias para desayuno, almuerzo y cena.

Siéntete libre de intercambiar las comidas según lo que mejor se adapte a ti, y si eres del tipo que no desayuna, simplemente omítelo o retrásalo hasta que tengas hambre. Aunque he escrito desayuno, almuerzo y cena, también puedes comer recetas de cena en el desayuno; a veces, esto puede ser una ventaja, ya que te mantiene lleno por más tiempo... ajusta todo para que encaje con tus necesidades.

Prepara porciones adicionales si lo necesitas, para tener comidas fáciles listas para otro momento. La mayoría de los platos se pueden congelar fácilmente.

Adoptar un estilo de vida Low Carb puede ser un viaje emocionante hacia una mejor salud y bienestar. Con las herramientas, el conocimiento y la inspiración adecuados, estás bien equipado para tomar el control de tu dieta y alcanzar tus metas.

Recuerda, el éxito con una dieta Low Carb consiste en encontrar un equilibrio que se ajuste a ti y a tu estilo de vida.

Ya sea que busques pérdida de peso, niveles estables de azúcar en sangre o un aumento en la energía, Low Carb puede ser el camino a seguir. Tómalo paso a paso, sé paciente contigo mismo y disfruta del proceso.

¡Disfruta y buen apetito!

PLAN DE COMIDAS

Sugerencias de comidas para 1 semana

Escanea el código QR para descargar el plan de comidas imprimible, recetas y la lista de alimentos recomendados

Siéntete libre de cambiar el orden según tu horario.

	Desayuno	*Almuerzo*	*Cena*
LUNES	Huevos con mayonesa y camarones (página 56)	Ensalada de pollo en hojas de leghuga (página 61)	Salsa de carne con verduras (página 68)
MARTES	Yogur griego con nueces y bayas (página 57)	Ensalada de huevo en hojas de lechuga (página 62)	Estofado de salchicha con arroz de coliflor (página 69)
MIÉRCOLES	Huevos revueltos con salchichas/tocino (página 60)	Ensalada de tomate con mozzarella (página 63)	Salmón al horno con sésamo (página 70)
JUEVES	Salmón ahumado con requesón (página 58)	Ensalada de huevo y atún (página 64)	Pollo al curry con arroz de coliflor (página 71)
VIERNES	Yogur griego con nueces y bayas (página 57)	Jamón parma con queso crema (página 65)	Cerdo frito con salsa de perejil (página 72)
SÁBADO	Tortilla de canela con creme fraîche (página 59)	Muslos de pollo con tzatziki (página 66)	Pizza low carb (fathead) (página 73)
DOMINGO	Huevos revueltos con salchichas/tocino (página 60)	Chaffle con pollo y tocino (página 67)	Filete con ejotes y mayonesa bearnaise (página 74)

HUEVOS CON MAYONESA Y CAMARONES

1 porción

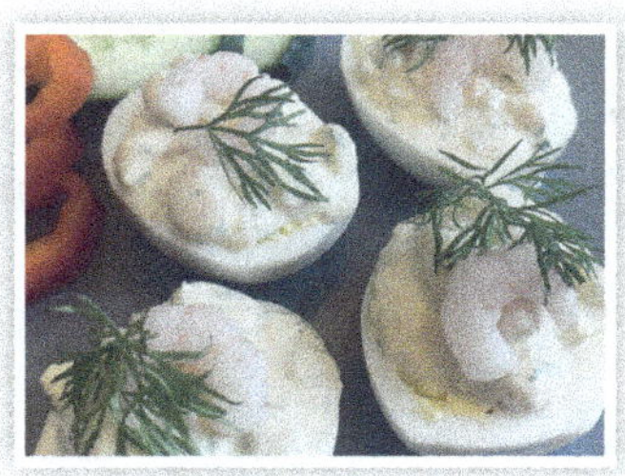

3 huevos
2 cucharadas de mayonesa
2 cucharadas de creme fraîche (38%)
50 g de camarones (picados en trozos pequeños)
1/4 cucharadita de comino
1/2 cucharada de eneldo
Jugo de limón, sal y pimienta

Hierve los huevos durante 8-10 minutos y déjalos enfriar. Mezcla la mayonesa y la creme fraîche con las especias, un poco de jugo de limón y el eneldo. Corta los huevos a la mitad y retira las yemas, pícalas y mézclalas con el aderezo junto con los camarones picados.

Rellena las mitades de huevo con la mezcla y decora con un poco de eneldo si lo deseas.

Sirve con algunas verduras si prefieres.

YOGUR GRIEGO CON NUECES Y BAYAS

1 porción

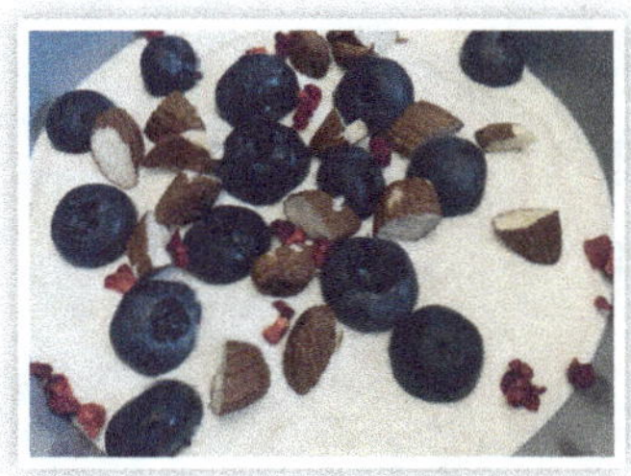

200 g de yogur griego (10%)
2-3 cucharadas de crema para batir (38%)
Opcional: un poco de vainilla en polvo
Nueces mixtas (por ejemplo, almendras, avellanas o nueces)

Mezcla el yogur griego con la crema para batir y la vainilla en polvo. Espolvorea con nueces picadas.

Opcionalmente, puedes agregar algunos arándanos o frambuesas.

También puedes preparar una compota con ruibarbo, jugo de limón, semillas de vainilla y un poco de endulzante, y hervirla en una olla pequeña.

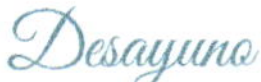

SALMÓN AHUMADO CON REQUESÓN

1 porción

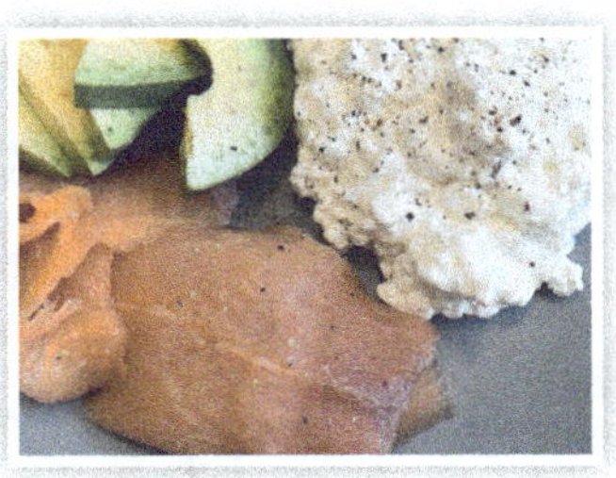

50 g de salmón ahumado

100 g de requesón (4%)

1 aguacate

Sal y pimienta

Quita el hueso del aguacate, córtalo en rodajas y colócalo en un plato junto con el requesón y el salmón.

TORTILLA DE CANELA CON CREME FRAÎCHE

1 porción

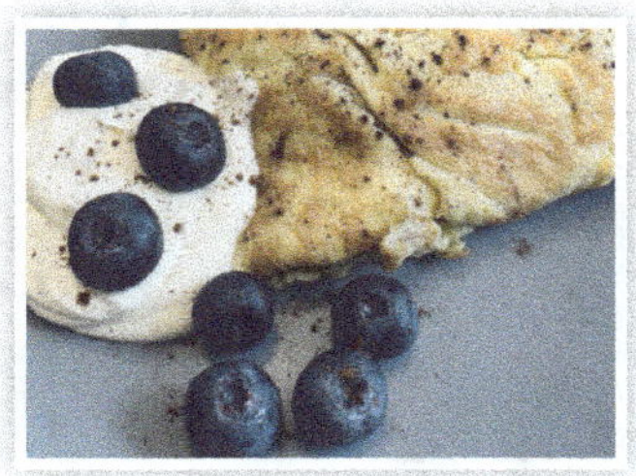

2-3 huevos
2-3 cucharadas de crema para batir (38%)
1/2 cucharada de canela
1 cucharada grande de creme fraîche (38%) o crema batida
1 cucharada grande de mantequilla para freír

Bate los huevos, la crema para batir y la canela en un recipiente.
Derrite la mantequilla en una sartén y cocina la mezcla de huevo
hasta que esté firme.
Sirve con una buena porción de creme fraîche o crema batida.

También puedes variar con otras especias como vainilla, cacao o
cardamomo.

HUEVOS REVUELTOS CON SALCHICHAS/TOCINO

1 porción

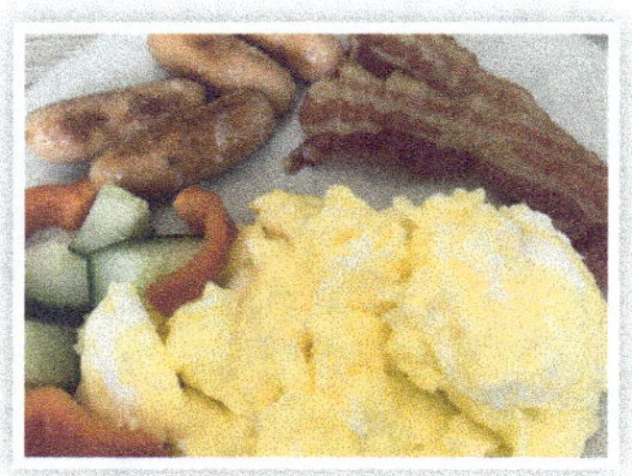

2-3 huevos
2-3 cucharadas de crema para batir (38%)
Sal y pimienta
1 cucharada de mantequilla o aceite de coco para freír

Bate los huevos en un recipiente con la crema para batir, añade un poco de sal y pimienta. Calienta la sartén y cocina los huevos en mantequilla o aceite de coco. Remueve hasta que estén listos.

Sirve con algunas salchichas fritas (aproximadamente 100 *g*) o tocino (3-4 tiras) si lo deseas. También puedes acompañarlos con rodajas de pepino, pimientos y tomate.

ENSALADA DE POLLO EN HOJAS DE LECHUGA

1 porción

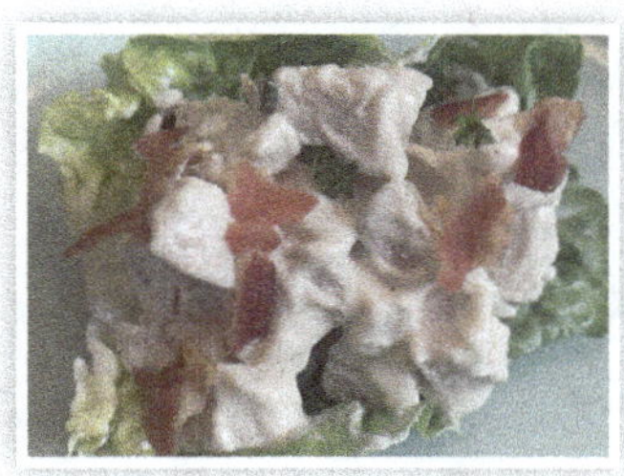

1-3 hojas de lechuga romana

100 g de pollo cocido

1-2 rebanadas de tocino frito

25 g de espárragos blancos

25 g de champiñones

Mantequilla para freír

1.5 cucharadas de mayonesa

1.5 cucharadas de creme fraîche (38%)

1/4 cucharadita de mostaza Dijon

Una pizca de curry en polvo (opcional)

Sal y pimienta

Fríe los champiñones en mantequilla y déjalos enfriar sobre papel absorbente.

Mezcla la mayonesa, el creme fraîche, la mostaza y las especias para hacer el aderezo.

Corta el pollo en cubos y los espárragos en trozos pequeños, luego mézclalos con el aderezo.

Sirve en hojas de lechuga romana y espolvorea los trozos de tocino por encima.

ENSALADA DE HUEVO EN HOJAS DE LECHUGA

1 porción

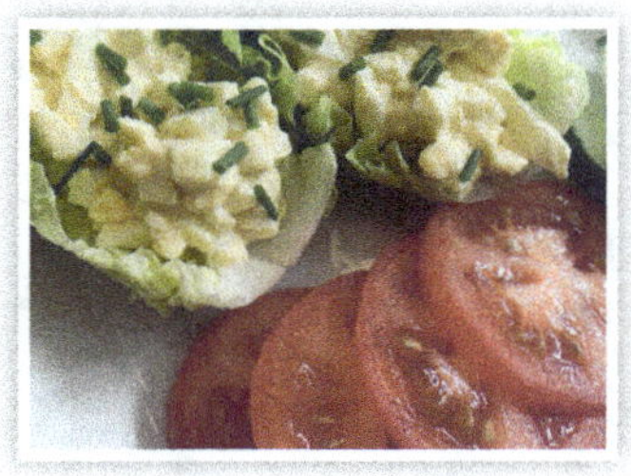

1-3 hojas de lechuga romana

2-3 huevos

2-3 cucharadas de mayonesa

1/2 cucharada de curry en polvo

Sal y pimienta

Hierve los huevos durante 8-10 minutos y déjalos enfriar.

Pícalos (puedes usar un cortador de huevos) y mézclalos primero con el curry, sal y pimienta. Finalmente, incorpora la mayonesa.

Sirve en hojas de lechuga romana. Decora con berros o cebollino si lo deseas, y acompaña con algunas verduras extra.

ENSALADA DE TOMATE CON MOZZARELLA

1 porción

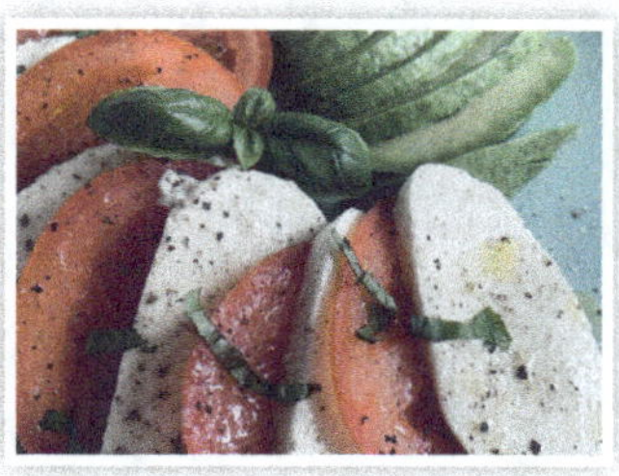

125 g de mozzarella fresca (1 bola)

1-2 tomates

1-2 cucharadas de aceite de oliva

Albahaca fresca

1 aguacate

Sal y pimienta

Corta la mozzarella y los tomates en rodajas, y colócalos en un plato alternándolos.

Rocía con aceite de oliva y espolvorea con sal, pimienta y albahaca fresca.

Sirve con 1 aguacate en rodajas si lo deseas.

ENSALADA DE HUEVO Y ATÚN

1 porción

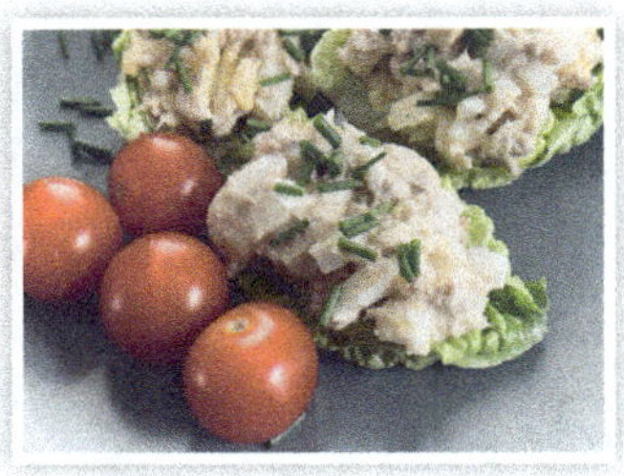

1 lata de atún (en agua)
1 huevo
3 cucharadas de mayonesa
Un poco de jugo de limón
Sal y pimienta

Hierve el huevo durante 8-10 minutos y déjalo enfriar. Desmenuza el atún con un tenedor. Pica el huevo (puedes usar un cortador de huevos) y mézclalo con el atún y la mayonesa. Sazona con jugo de limón, sal y pimienta.

Sirve en hojas de lechuga romana. Decora con berros o cebollino si lo deseas, y acompaña con algunas verduras extra.

JAMÓN PARMA CON QUESO CREMA

1 porción

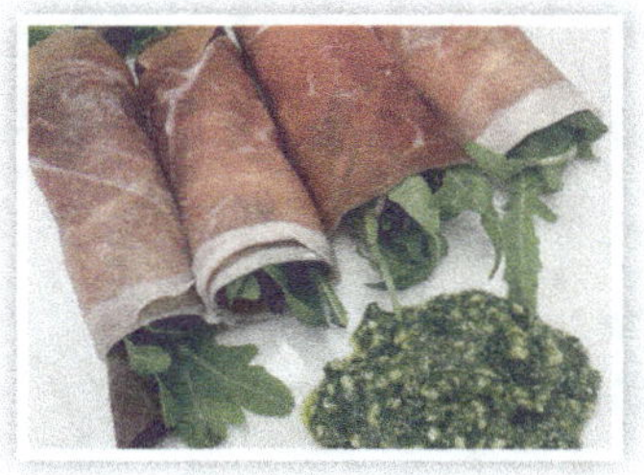

80 g de jamón de Parma

50 g de queso crema natural (no bajo en grasa)

1 cucharada de perejil picado

Un puñado de hojas de ensalada mixta (opcionalmente rúcula)

Sal y pimienta

Mezcla el queso crema con el perejil picado y sazona con sal y pimienta.

Extiende las rebanadas de jamón de Parma sobre una tabla y coloca pequeñas porciones de queso crema en cada rebanada. Añade las hojas de ensalada y enrolla el jamón alrededor del relleno formando pequeños rollos.

Sirve con un par de cucharadas de pesto verde si lo deseas.

MUSLOS DE POLLO CON TZATZIKI

1 porción

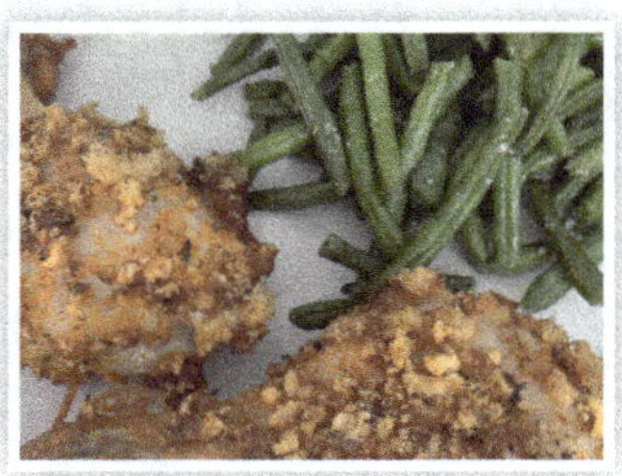

2-3 muslos de pollo

1 huevo

50 g de corteza de cerdo triturada

Opcional: especias para parrilla

o pimentón

200 g de ejotes verdes

1 cucharada de mantequilla derretida

Tzatziki

100 g de yogur griego (10%)

1/2 pepino

1 diente pequeño de ajo

(prensado)

Salt and pepper

Tritura la corteza de cerdo (sin grasa) en un procesador y mézclala con las especias para parrilla o el pimentón. Pasa los muslos de pollo por el huevo batido y luego por la corteza triturada. Colócalos en una bandeja para hornear con papel de horno y hornéalos a 190°C durante 35-40 minutos (hasta que estén cocidos).

Mezcla los ejotes con mantequilla derretida, espolvorea con sal y hornéalos junto con el pollo los últimos 20 minutos.

Ralla el pepino, exprime el exceso de agua y mézclalo con el yogur griego, el ajo, la sal y la pimienta.

CHAFFLE CON POLLO Y TOCINO

1 porción

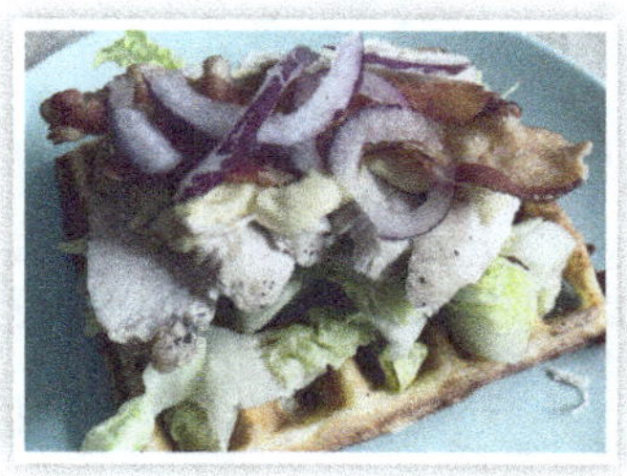

Chaffle:

2 huevos

1-2 dl de mozzarella rallada

Sal y pimienta

50 g de pollo cocido

1-2 rebanadas de tocino frito

Un poco de ensalada y cebolla roja

Aderezo de curry:

3.5 cucharadas de mayonesa

3.5 cucharadas de crème fraîche (38%)

1/2 cucharadita de vinagre de sidra de manzana

1 cucharadita de curry en polvo

1/2 cucharadita de Sukrin Gold

Sal, pimienta y un poco de cúrcuma

Mezcla los huevos y la mozzarella rallada, y sazona con sal y pimienta. Cocina la mezcla en una waflera.

Mezcla los ingredientes para el aderezo y usa 1-2 cucharadas; guarda el resto para después. Sukrin Gold se puede reemplazar con tu endulzante preferido.

Arma los chaffle con ensalada, pollo, aderezo, tocino y un poco de cebolla roja.

SALSA DE CARNE CON VERDURAS

4 porciones

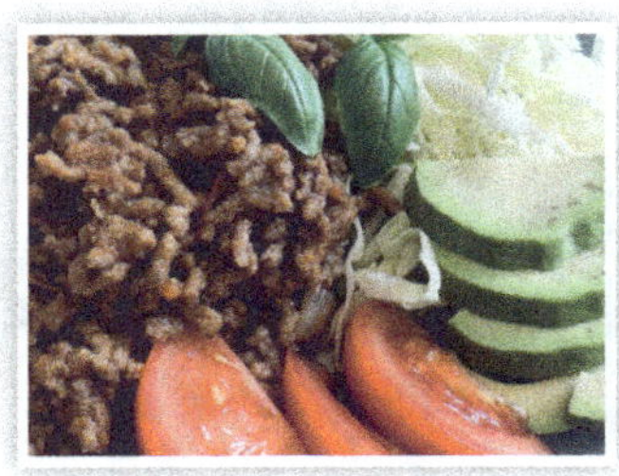

600 g de carne molida
1 pimiento rojo
10 champiñones
1 cebolla

1-2 dientes de ajo
1 tbsp 1 cucharada de pasta de tomate
1 lata de tomates picados
Sal y pimienta

Lava el pimiento y los champiñones, y córtalos en trozos pequeños. Pela y pica la cebolla y el ajo, y sofríelos en mantequilla en una sartén.

Añade la carne molida y cocina hasta que esté dorada y completamente cocida.

Incorpora la pasta de tomate, los champiñones y el pimiento, y cocina por unos minutos. Finalmente, añade los tomates picados, sal y pimienta.

Deja hervir a fuego lento durante unos 10 minutos y ajusta el sazón si es necesario.

Sirve con col finamente rallada como sustituto de la pasta tradicional. También puedes saltear calabacines en rodajas o acompañar con una ensalada.

ESTOFADO DE SALCHICHA CON ARROZ DE COLIFLOR

4 porciones

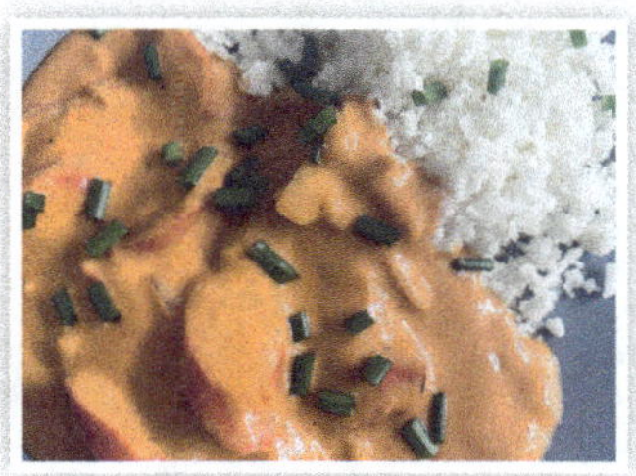

600 g de salchicha (contenido de carne superior al 70%)

1 cebolla

3 cucharadas de pasta de tomate

2.5 dl de crema para batir (38%)

2.5 dl de crème fraîche (38%)

2 cucharadas de fondo de ternera

1 cucharadita de mostaza Dijon

1 cucharada de pimentón

1 cucharadita de sal

Un poco de pimienta

2 cucharadas de mantequilla para freír

Corta las salchichas en rodajas y pica finamente la cebolla.

Derrite la mantequilla y sofríe las salchichas, la cebolla y la pasta de tomate. Luego agrega la crema, la crème fraîche, el fondo de ternera, la mostaza y el pimentón. Sazona con sal y pimienta y deja cocinar hasta que la salsa tenga una buena consistencia.

Opcional: Sirve con arroz de coliflor. Ralla una coliflor y saltéala en mantequilla en una sartén. Sazona con sal.

SALMÓN AL HORNO CON SÉSAMO

2 porciones

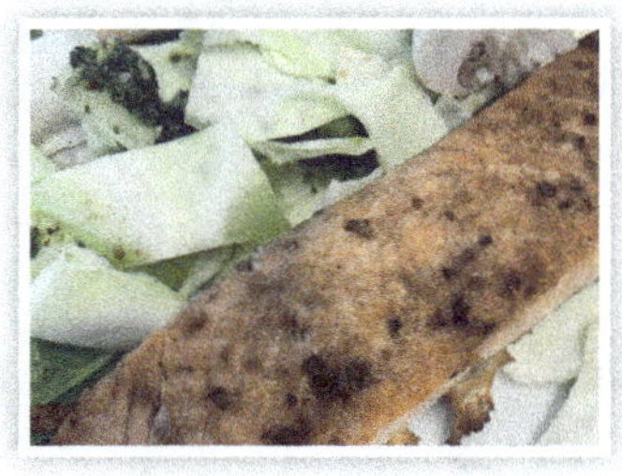

2 filetes de salmón fresco (aproximadamente 250 g cada uno)

1/2 limón en rodajas

Marinada:

2 cucharadas de orégano

1 cucharadita de comino molido

1/2 cucharadita de chile en polvo

1/2 cucharadita de sal

3 cucharadas de aceite de oliva

2 cucharadas de salsa de soya

2 cucharadas de semillas de sésamo

Precalienta el horno a 170°C.

Coloca los filetes de salmón en una fuente para horno y mezcla los ingredientes de la marinada en un recipiente.

Vierte la marinada sobre el salmón y espolvorea con más semillas de sésamo si lo deseas. Coloca las rodajas de limón alrededor del salmón y hornea durante unos 15 minutos.

Sirve con una buena ensalada.

POLLO AL CURRY CON ARROZ DE COLIFLOR

4 porciones

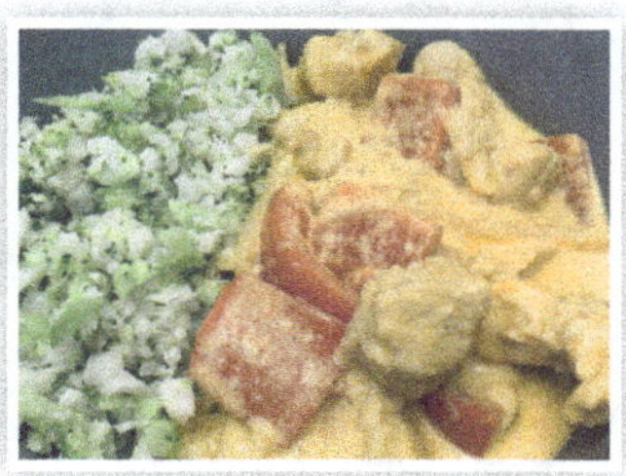

600 g de pechuga de pollo
1 cebolla
1-2 pimientos rojos
2-3 cucharadas de curry en polvo
1 cucharada de pimentón

5 dl de crema para batir (38%)
2 dl de crème fraîche (38%)
2 cucharadas de salsa de soya
Sal y pimienta
3 cucharadas de mantequilla
para freír

Corta el pollo en trozos y fríelo en mantequilla en una olla grande. Lava y corta los pimientos, pela la cebolla y córtala en gajos.

Cuando el pollo esté casi cocido, añade los pimientos, la cebolla, el curry y el pimentón. Saltea durante unos 3 minutos.
Luego agrega la crema, la crème fraîche, la salsa de soya y la pimienta. Sazona con sal al gusto.

Sirve con brócoli o arroz de coliflor. **(ver página 69).**

CERDO FRITO CON SALSA DE PEREJIL

4 porciones

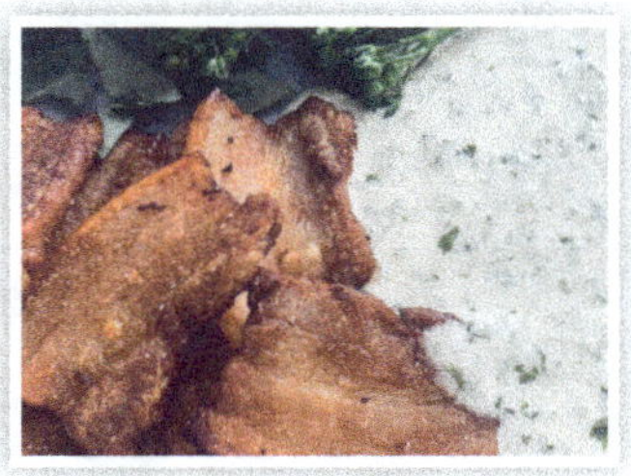

800 g de panceta de cerdo en rodajas
Sal y pimienta

Salsa de perejil:
2 cucharadas de mantequilla
2 cucharadas de queso crema
3 dl de crema para batir
1 manojo pequeño de perejil fresco

Sala las rodajas de panceta y cocínalas como prefieras (en sartén, horno o parrilla).

Derrite la mantequilla en una cacerola, agrega la crema y deja que hierva a fuego lento. Incorpora el queso crema hasta obtener la consistencia deseada. Añade el perejil picado y sazona con sal y pimienta.

Sirve con brócoli o coliflor ligeramente cocidos.

PIZZA LOW CARB (FATHEAD)

1 porción

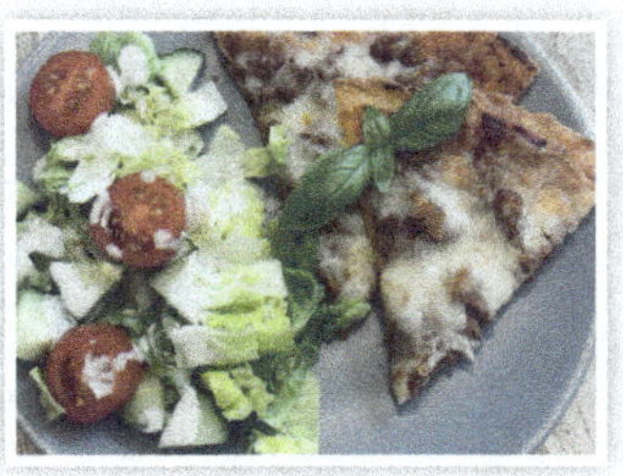

140 g de mozzarella rallada

2-3 cucharadas de cáscara de psyllium o harina de almendra

1 huevo

2.5 dl de passata de tomate

3 cucharadas de parmesano rallado

2 cucharadas de Sukrin Gold

1.5 cucharaditas de orégano

0.5 de albahaca

1 de ajo en polvo

0.75 de cebolla en polvo

0.25 de pimienta negra molida

Toppings: Por ejemplo, sobras de salsa de carne. O jamón, champiñones, cebolla y pimiento morrón. O peperoni.

Derrita la mozzarella en una cacerola. Luego agregue un huevo y la cáscara de psyllium o harina de almendras y mezcle bien. Estirar la masa entre dos trozos de papel pergamino. Pinche la masa con un tenedor y hornee la base durante unos 10 minutos a 375°F / 190°C, hasta que adquiera un ligero color. Retire la masa de pizza del horno, úntela con un poco de salsa para pizza y luego agregue sus aderezos preferidos. Espolvorea con un poco más de queso rallado y vuelve a meter la pizza en el horno hasta que el queso se derrita. Sirve la pizza con una buena ensalada.

FILETE CON EJOTES Y MAYONESA BEARNAISE

1 porción

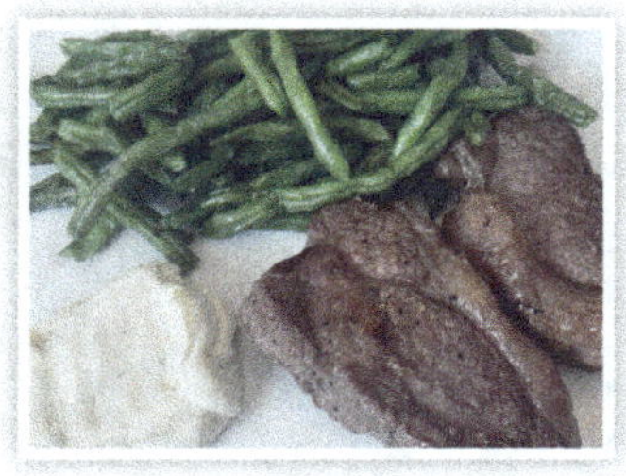

150 g de filete de res

200 g de ejotes verdes
1 cucharada de mantequilla
2-3 cucharadas de mayonesa
Esencia de Bearnaise
Estragón
sal y pimienta

Mezcle las judías verdes con mantequilla derretida y espolvoréelas con sal; hornéelas en el horno a 375°F / 190°C durante unos 20 minutos.

Mayonesa Bearnesa: Mezclar la mayonesa con unas gotas de esencia Bearnesa, una pizca pequeña de estragón y un poco de sal.

Cocine el filete en mantequilla en una sartén durante 2-4 minutos por cada lado (dependiendo de qué tan cocido le guste).

Sazonar con sal y pimienta y servir todo en un plato.

RECURSOS

Dr. David Unwin, MD
El Dr. David Unwin es un médico generalista galardonado, conocido por ser pionero en el enfoque bajo en carbohidratos en el Reino Unido. A lo largo de los años, ha recibido un gran reconocimiento por su trabajo en este campo.

En 2015, el Dr. Unwin fue nombrado asesor clínico experto por el Royal College of General Practitioners del Reino Unido por sus esfuerzos dedicados en las áreas de comunicación con los pacientes y diabetes tipo 2.
www.phcuk.org/sugar

—

DietDoctor
Fundado por el Dr. Andreas Eenfeldt, MD, en 2011, después de iniciar el proyecto en Suecia en 2007.
Sus guías son escritas y revisadas por médicos y expertos, basadas en evidencia científica y confiadas por médicos en ejercicio.

Para mantener su imparcialidad, no muestran anuncios, no venden productos y no aceptan dinero de la industria. Su sitio web no contiene ningún tipo de publicidad.
www.dietdoctor.com